Made in the USA
Las Vegas, NV
14 November 2023

80828244R00066